AF343129

UN

VOYAGE DE VACANCES

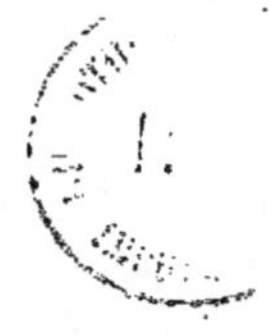

Par M. BRIQUET,

Interne à l'hôpital de la Charité.

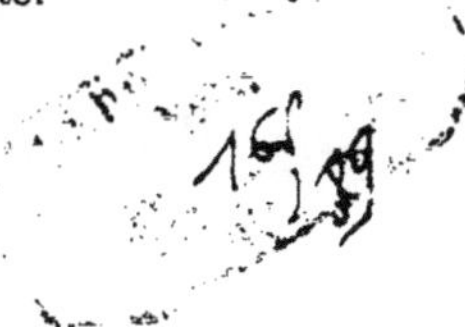

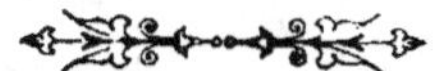

LILLE,

AU BUREAU DU *JOURNAL DES SCIENCES MÉDICALES*,

56, RUE DU PORT.

1889.

UN

VOYAGE DE VACANCES

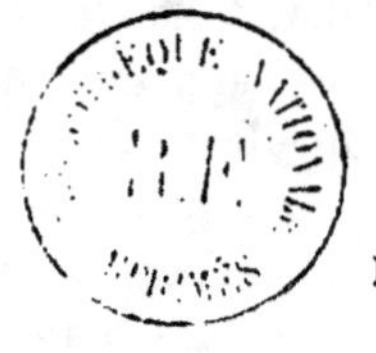

Par M. BRIQUET,

Interne à l'hôpital de la Charité.

Visiter Vichy, Royat, La Bourboule et le Mont-Dore, gagner Lyon, de Lyon se rendre à Aix-les-Bains par la Grande Chartreuse, d'Aix remonter à Genève, de là descendre par le Simplon à Milan, aller à Zurich par le Saint-Gothard, parcourir les Vosges au retour : voilà le programme que nous nous étions tracé pour les quatre semaines de vacances dont nous disposions. Cet itinéraire nous permettait d'étudier de près quelques stations d'eaux minérales importantes, en même temps qu'il devait nous procurer de charmantes distractions ; c'était répondre aux exigences du « *miscuit utile dulci* ». Nous n'envisagerons, dans notre courte relation, que le côté scientifique de cette excursion.

Vichy est une des cités thermales les plus fréquentées de l'Europe ; la valeur curative de ses eaux, l'organisation de son établissement, le charme de son site, la mode, tout contribue à lui donner une prospérité extraordinaire. Il y vient annuellement près de 50,000 étrangers. Grâce à l'extrême amabilité de M. le docteur Willemin, médecin inspecteur, nous pûmes visiter cette station en détail.

L'établissement thermal se compose d'une grande construction d'architecture massive réservée aux bains de 1re classe, et d'une annexe pour les bains de 2e et de 3e classe. On peut donner près de

4,000 bains par jour. Ces bains ne sont pas donnés avec l'eau minérale pure ; ils sont mitigés par une assez forte proportion d'eau ordinaire pour prévenir, nous a-t-on dit, une excitation cutanée trop intense. A côté des salles de bains, nous trouvons une installation hydrothérapique des mieux comprises, douches en pluie, percutantes, en cercle, ascendantes, une salle de gymnastique, une salle pour les lavages d'estomac et une autre pour les inhalations d'oxygène et et d'acide carbonique. On donne aussi des bains d'acide carbonique généraux ou locaux (névralgie rebelle) ; pour les bains généraux, le malade est assis dans une vaste caisse dans laquelle arrive le gaz et d'où sa tête seule émerge. Derrière l'établissement sont les bâtiments de l'exploitation où se trouvent la pastillerie, les ateliers de cristallisation des sels (sels exploités pour bains) et les galeries souterraines.

Mais ce ne sont pas les bains qui occupent, dans une cure à Vichy, la place la plus importante ; c'est l'eau prise en boissons à des heures régulières, à une des différentes sources, celle qu'indique le médecin chargé du traitement. Ces sources sont très nombreuses ; les principales appartiennent à l'Etat et sont exploitées par une Compagnie fermière. Quatre d'entre elles viennent jaillir dans l'établissement thermal : le puits Carré (45° C) qui sert pour les bains, le puits Chomel (44°), la Grande-Grille (42°), la plus célèbre, et la source Mesdames légèrement ferrugineuse (16°). Les autres, situées en différents endroits de Vichy, sont abritées par d'élégants pavillons ; citons celle de l'Hôpital qui est chaude, et celles des Célestins et du Parc qui sont froides. La source Hauterive est située à 6 kilomètres de Vichy ; c'est une de celles qui, avec la Grande-Grille et les Célestins, conservent le mieux toutes leurs qualités pour la consommation à distance.

Toutes ces sources doivent la majeure partie de leurs propriétés au bicarbonate de soude qu'elles renferment (4 à 5 grammes par litre) et à l'acide carbonique libre dont elles sont chargées. Toutefois, leurs propriétés respectives se déduisent plus des résultats de l'observation clinique que de leur composition chimique. La saison des cures commence au mois de mars ; elle ne s'ouvre réglementairement que le 15 mai pour l'établissement thermal, et elle se termine en octobre ; la durée des cures est de trois semaines environ.

Quand un malade arrive à Vichy, son premier soin doit être de voir un docteur de la station. C'est, en effet, une grande erreur de croire que le médecin qui a envoyé le malade est apte à diriger la cure et que les recommandations ou prescriptions faites au départ n'auront pas à être modifiées plusieurs fois pendant le séjour. Le choix de la source, la quantité d'eau à absorber, les heures des bains, la variété de douches, etc., sont autant de questions qui demandent l'intervention fréquente d'un médecin et la compétence d'un spécialiste.

Dans toute ville d'eaux, le malade se trouve le plus souvent dans d'excellentes conditions hygiéniques. Air pur et vivifiant, distractions de toutes sortes, promenades, hydrothérapie, tout se ligue à la fois pour mettre le baigneur sur la voie de la santé. Dans l'alimentation, il devra s'interdire tout ce qui pourrait compromettre le succès de la cure, et en cela les règles sont les mêmes partout. Le goutteux devra naturellement s'abstenir d'une alimentation trop animalisée ; le diabétique se privera le plus possible de féculents ; le dyspeptique ou le gastralgique laissera, pour de meilleurs estomacs, le homard, la charcuterie ou les légumes mal cuits. Se lever tôt et se coucher tôt, prendre de l'exercice sans jamais aller jusqu'à la fatigue, suivre à la lettre les prescriptions toujours très détaillées des médecins, voilà autant de conseils applicables à toute cure, dans n'importe quelle station. Le dernier conseil surtout a son importance, car il est des gens assez sots pour croire qu'en buvant deux fois plus d'eau ou en restant deux fois plus longtemps dans un bain, l'action sera doublement bienfaisante.

Les deux tiers des malades que l'on rencontre à Vichy viennent demander à ces eaux la guérison ou le soulagement d'affections de l'estomac, dyspepsie acide, dyspepsie atonique, gastralgie. Le matin, de bonne heure, ces malades vont à l'établissement prendre soit un bain, soit une douche sur la région épigastrique, se faire laver l'estomac ou user de quelqu'une des autres ressources thérapeutiques que l'établissement leur offre. Le reste de leur journée se partagera entre les mille distractions des promenades ou du casino, et les libations régulières aux buvettes des différentes sources, à telle heure 100 grammes de telle source, à telle autre heure 200 grammes de telle autre. C'est surtout à la source de l'Hôpital que les docteurs les envoient.

Une autre classe de malades pour lesquels on peut souvent compter sur la remarquable efficacité des eaux de Vichy, est celle des malades affectés de coliques hépatiques (1). Alors que la thérapeutique offre si peu de ressources contre cette douloureuse maladie, l'influence du traitement thermal est incontestable ; l'expulsion des calculs se trouve facilitée. Cette expulsion est fréquemment, il est vrai, la cause de coliques vives qui se produisent, soit à Vichy pendant la cure, soit au retour, mais ces douleurs annoncent précisément une atténuation considérable de la maladie, sinon son entière disparition. Les bains généraux, les douches locales sur la région hépatique, amélioreront l'état de ces malades, mais c'est surtout l'eau prise en boisson à la source de la Grande-Grille qui est l'élément principal du succès. Le régime joue ici un rôle très important ; l'abus de la viande, des aliments gras, des farineux, du vinaigre, de tout ce qui est d'une digestion difficile, retarde l'action de la cure s'ils ne l'empêchent pas complètement de se produire.

L'eau de Vichy agit encore d'une manière irrécusable sur les calculs des voies urinaires. Elle a de l'action sur les calculs uriques, parce que ceux-ci se produisent dans des urines acides et que l'eau de Vichy les rend alcalines ; elle a aussi une action favorable (niée par certains auteurs) sur les calculs phosphatiques, en diminuant le catarrhe vésical qui en est la cause. Dans les cas de goutte qui n'ont pas encore abouti à une déchéance organique profonde, l'emploi de l'eau de Vichy a donné quelques succès. Calculeux et goutteux se donnent rendez-vous à la source des Célestins.

Un précepte qu'il ne faut pas négliger, est qu'on ne doit pas envoyer à Vichy de malades en état de crise, qu'il s'agisse de coliques hépatiques, néphrétiques (2) ou d'accès de goutte.

Dans la chlorose, la source Mesdames qui contient du fer augmente le nombre des hématies, diminue les troubles digestifs qui entretiennent la maladie et relève la nutrition générale. Enfin, Mialhe et après lui Durand Fardel vantent les bienfaits d'une cure à Vichy

---

(1) *Des coliques hépatiques et de leur traitement par les eaux de Vichy.* — Dʳ Willemin.

(2) M. Durand Fardel (*Société de thérapeutique*, séance du 23 janvier 1889) pense que l'existence de coliques néphrétiques n'est pas une contre-indication, à condition qu'il n'y ait pas de lésions des reins et du bassinet Dans la gravelle urique, s'il s'agit de favoriser l'élimination de dépôts déjà formés, il recommande Vittel, Contrexéville ; s'il s'agit de combattre la diathèse, Vichy, Vals.

dans le diabète gras. On en retire aussi de bons effets dans les affections chroniques de l'utérus (1).

Mentionnons les sources froides de Cusset (à 3 kilomètres de Vichy), avec un établissement thermal peu important, et les sources de Vichy-Saint-Yorre appartenant à des particuliers. Ces dernières sources servent uniquement pour l'exportation ; elles coûtent moins cher et auraient toutes les propriétés (sinon plus, à en croire leurs possesseurs) des sources dont nous avons parlé plus haut.

Avant notre départ de Vichy, M. le Dr Willemin voulut bien nous faire visiter le nouvel hôpital civil. Ce charmant hôpital est situé sur une jolie colline qui domine la vallée de l'Allier ; un des corps de bâtiments est réservé aux indigents, étrangers au département, qui viennent faire une cure à Vichy.

De Vichy on atteint en quelques heures Clermont-Ferrand. Au moment où l'on arrive dans cette ville, on a devant soi un panorama splendide : la ville d'abord, puis un cirque de montagnes, et au fond, à quelques lieues, la plus haute d'entre elles, le Puy-de-Dôme. Entre le Puy-de-Dôme et Clermont-Ferrand, à deux kilomètres de la ville, est Royat.

Royat est située dans une petite vallée encaissée ; ses coquettes villas et ses hôtels luxueux s'étagent sur les deux flancs de la vallée, dont le fond est occupé par l'Etablissement thermal et son Parc. Des ruines récemment découvertes attestent qu'après la conquête de la Gaule, les Romains y avaient établi des thermes. L'excellent accueil que nous reçûmes de M. le Dr Fredet et de son fils nous rendit aisée l'étude consciencieuse de Royat.

Nous commençâmes par la visite de l'établissement thermal. C'est un bâtiment beaucoup plus petit mais plus coquet que celui de Vichy. Il se compose d'un corps principal dont la façade est ornée de colonnes surmontées de statues allégoriques et de deux galeries latérales ; sur ces galeries s'ouvrent, de chaque côté, des cabinets pourvus de baignoires en lave de Volvic. Pour les bains, on emploie l'eau minérale pure et à sa température naturelle (31°); cette température reste toujours la même pendant la durée du bain , car ces bains sont

---

(1) *De l'emploi des eaux de Vichy dans les affections chroniques de l'utérus.* — Dr Willemin.

à eau courante, c'est-à-dire que l'eau s'y renouvelle constamment. Outre les cabinets de bains, il y a dans l'établissement une vaste piscine de natation, des salles d'hydrothérapie (douches de toutes sortes), des salles de pulvérisation pour la gorge, le service des bains et douches d'acide carbonique, une salle pour les lavages d'estomac, une autre pour les pédiluves (eau surchauffée minéralisée ou non), une salle de gymnastique, quatre salles d'aspiration. En pénétrant dans ces dernières, on croit entrer dans des étuves ; ce sont des salles assez petites, avec gradins, où arrive un fort jet de vapeur d'eau minérale, pulvérisée finement. La poussière d'eau sature l'atmosphère et peut agir directement sur les voies respiratoires par sa minéralisation spéciale, par l'effet sédatif de l'acide carbonique et par le milieu émollient que crée la vapeur d'eau.

Dans le parc de l'établissement sont les quatre sources exploitées : la source Eugénie sert aux bains ; les autres, Saint-Mart, Saint-Victor et César, sont prises en boisson ; elles ont une saveur aigrelette légèrement piquante ; leurs propriétés thérapeutiques se conservent loin des sources. La source Saint-Mart, réservée à l'arthritisme, est dite fontaine des Goutteux ; la source ferro-arsenicale de Saint-Victor est surtout employée dans l'anémie, la source César est une eau de table digestive et agréable.

L'établissement est ouvert toute l'année, mais il est surtout fréquenté du 15 mai au 15 octobre (environ 5,000 personnes par an). Quant à la durée de la cure, il serait absurde d'adopter d'avance le chiffre fatidique de 21 jours pour toute espèce d'affection ; l'avis du médecin doit seul servir de guide et, ici comme dans toute autre station, il y a nécessité absolue de consulter un médecin sur place.

Voici un malade arrivé le soir à Royat ; dès le lendemain matin à sept heures (plusieurs médecins commencent alors leurs consultations) il ira exposer son cas au médecin, qui lui indique les différents détails du traitement qu'il aura à suivre. Muni d'une ordonnance, le malade se rend à l'Etablissement et, suivant le traitement indiqué, s'assure, en se faisant inscrire, le moyen de prendre ses bains ou douches à une heure rigoureusement fixe. En général, le traitement pour les bains, douches et salles d'aspiration, se fait le matin et commence de très bonne heure, la première série de bains à cinq heures moins le quart. A la sortie de l'établissement, le malade se promène et va aux heures prescrites aux buvettes des différentes sources. Vers 10 heures, avant le déjeuner, un concert réunit tout le monde dans le parc. Dans l'après-midi, il y a encore concert, mais les malades, que la promenade ne fatigue pas, choisissent entre les nombreuses et intéressantes excursions des environs. Après le dîner qui a lieu vers 6 heures, la plupart des baigneurs se donnent rendez-vous dans les Casinos, officiel ou non officiel (casino Samie) (1) ; ils y trouvent les distractions des représentations théâtrales, des bals ou les séductions des salons de jeux. Le lendemain, la même vie recommence, monotone dans ses grandes lignes, mais toujours variée dans ses détails.

Arthritisme et anémie, voilà où Royat triomphe, grâce à ses eaux richement minéralisées (bicarbonatées mixtes, chlorurées sodiques, lithinées ferrugineuses et arsenicales).

Les sujets arthritiques se trouvent toujours bien de leur séjour à Royat, que la diathèse se porte sur la peau (arthritides, eczémas secs ou suintants, psoriasis), sur les articulations (rhumatisme), sur le tube digestif (dyspepsie) ou sur les voies respiratoires. Les baigneurs atteints d'altérations des voies respiratoires forment le tiers de la clientèle de Royat. Sont spécialement tributaires de cette station les différentes bronchites à répétition, depuis la phtisie au début jusqu'à l'asthme humide, dès qu'elles atteignent des sujets arthritiques, nerveux, excitables, prompts à se congestionner et par suite prédisposés aux hémoptysies ; ce sont encore la laryngite catarrhale chronique congestive et l'angine granuleuse chez les mêmes sujets. Le malade, porteur de ces affections, trouve dans les salles d'aspiration un mode de traitement d'une efficacité incontestable.

Voici la description d'une séance d'aspiration. Le malade pénètre d'abord dans un vestiaire chauffé à la vapeur et autour duquel sont placés des cabinets de repos. Il y quitte son principal vêtement, veston ou redingote, et endosse un peignoir de toile pour entrer dans la salle d'aspiration ; là, il s'assied sur un des gradins et y reste plus ou moins longtemps suivant les indications du médecin. En sortant, il passe un peignoir de laine, prend un bain de pied pour éviter la congestion du côté de la tête, et après quelques minutes de repos peut sortir de l'établissement ; mais la plupart des personnes, pour

____

(1) Voir dans la *Fin d'un monde*, de Drumont, l'histoire des rivalités entre ces deux casinos.

éviter le refroidissement, se font transporter dans des chaises à porteurs (analogues aux anciennes vinaigrettes) et se.mettent au lit.

Pour ce qui est des goutteux, tandis que ceux qui sont florides, pléthoriques, s'adressent avec raison à Vichy dont les eaux alcalines fortes neutralisent les acides qu'engendre leur diathèse, ceux qui sont asthéniques, avec tendance à la cachexie, se trouvent mieux des eaux de Royat et particulièrement des bains à eau vive qui réveillent chez eux les fonctions de la peau. Signalons aussi les bons effets qu'en retirent les diabétiques maigres.

Dans l'anémie, c'est la présence du fer et du chlorure de sodium qui rend les eaux de Royat toniques et reconstituantes.

Dans certaines formes de métrites, de leucorrhées, leur emploi est encore recommandé (bains de siège, douches vaginales).

Après avoir jeté un regard d'envie sur la demeure des praticiens qui ont le bonheur d'exercer leur art dans cette ravissante station, nous quittons Royat et allons prendre à Clermont-Ferrand le train de Laqueuille. On arrive à Laqueuille en deux heures, et c'est à cette gare qu'on trouve des diligences de·correspondance pour La Bourboule ou le Mont-Dore.

En route d'abord pour la Bourboule. Quand notre diligence arrive sur la place, elle est aussitôt entourée par une foule compacte. Le mobile des uns, les baigneurs, est la curiosité ; celui des autres, la lutte pour l'existence. On s'empresse de vous arracher des mains vos bagages, et tous ces gens (ni hommes, ni femmes, tous auvergnats) se disputent à qui vous entraînera dans ' l'hôtel qu'il a charge de recommander.

L'aspect général de la Bourboule est agréable et gai. Quoique située à 850^{m} au-dessus du niveau de la mer, la station thermale jouit d'un climat relativement doux, à cause du rempart de granit qui, au Nord, lui sert d'abri ; on y est toutefois sujet à de brusques variations de température, comme dans tout pays de montagnes.

M. le D^{r} Ad. Nicolas se mit à notre entière disposition et voulut nous servir, lui-même, de cicerone. Nous tenons à le remercier ici de son extrême obligeance.

Les eaux de La Bourboule sont chlorurées sodiques bicarbonatées ; mais ce qui en est la caractéristique, c'est la grande quantité d'arsenic qu'elles contiennent (28 milligrammes d'arseniate de soude par litre). La Compagnie des eaux minérales de La Bourboule exploite maintenant trois établissements : les établissements des Thermes, Choussy et Mabru, servant respectivement aux bains de 1ʳᵉ, 2ᵉ et 3ᵉ classe. Ils appartenaient autrefois à des propriétaires différents, ce qui donna lieu à la guerre des puits, racontée d'une manière fort intéressante par M. le Dʳ Ad. Nicolas, dans son ouvrage « *La Bourboule actuelle (1888)*. Ce charmant volume contient d'ailleurs tout ce qui peut intéresser dans cette station : le médecin, le malade et le touriste. L'établissement des Thermes est le plus important. Toutes ses galeries sont flanquées de pavillons avec dômes qui lui donnent un faux air oriental ; l'intérieur est décoré avec élégance. Outre les cabinets de bain, on y trouve des salles de grandes douches, chaudes, froides, de vapeurs, des salles de massage, de bains de pieds (à 45° ou 50°), une piscine de natation, des salles de pulvérisation et d'inhalation.

Dans les salles d'inhalation, une pomme d'arrosoir fixée au milieu de la salle, à 2 m. 50 du sol, laisse tomber avec pression, sur un large plateau de bois placé à 1 m. 50 au-dessous, l'eau minérale à sa température naturelle qui est de 54° à 55°. Pulvérisée par le choc, elle forme un épais nuage que respirent les malades rangés autour de l'appareil.

Pour la gorge ou pour les affections cutanées de la face, les pulvérisations peuvent se faire au tamis ou à la palette, c'est-à-dire qu'un fin jet d'eau vient se briser soit sur les mailles d'un fin tamis de métal soit sur une palette placée perpendiculairement au jet. Dans la même salle on trouve tout ce qui est nécessaire pour les douches nasales et auriculaires, les gargarismes, le humage. Ce dernier moyen thérapeutique se pratique avec un appareil qui produit un brouillard de poussière d'eau minérale dans l'intérieur d'un tambour où le nuage pulvérulent est maintenu et où l'on aspire en s'enveloppant le visage d'un linge qui enveloppe en même temps l'appareil. A la différence des salles d'inhalation on a ici l'avantage de ne pas avoir le mélange de vapeur d'eau naturelle. L'emploi de ce mode d'inhalation localisée est réservé aux lésions profondes de l'appareil respiratoire.

Les établissements Choussy et Mabru, construits dans des proportions plus modestes, sont en petit la reproduction de l'établissement des Thermes.

Les deux principales sources sont actuellement les sources Perrière et Choussy ; ce sont les seules exportées ; la dose est d'un demi-verre à trois verres par jour ; au début il vaut mieux prendre l'eau aux heures de repas, mais quand l'organisme s'y est un peu habitué on la prescrit le matin à jeun, car elle est mieux absorbée. Avant d'arriver à la station pour une cure, il est recommandé de prendre chez soi pendant quelques jours un peu d'eau de la Bourboule. La saison thermale commence le 15 mai et se termine à fin de septembre ; la durée de la cure est ordinairement de 20 à 30 jours ; dans quelques cas il en faut deux de 20 jours à quelques semaines de distance.

Les indications des eaux arsenicales de la Bourboule sont nombreuses. Chez les enfants Jules Simon les préconise dans toutes les anémies, dans la scrofule et le lymphatisme quand des complications rhumatismales interdisent les bains de mer, dans toutes les dermatoses d'origine dartreuse. Chez les adultes elles donnent des succès dans la tuberculose chez les sujets arthritiques, dans toutes les formes de rhumatismes (surtout noueux), dans les fièvres intermittentes, l'asthme (l'arsenic est un eupnéique), le diabète maigre. Elles ont leur emploi dans un grand nombre d'affections cutanées herpétiques (ou arthritiques suivant les auteurs). Elles réussissent souvent aussi dans les anomalies de la sécrétion sébacée (séborrhées capillaire, acné sébacée) et dans plusieurs formes d'alopécie. Pour ce qui est de l'eczéma, l'arsenic a souvent été considéré comme un médicament spécifique, ce qui explique les succès qu'on obtient à la Bourboule particulièrement dans les formes diffuses, non symétriques, et humides ; souvent deux ou trois cures sont nécessaires et il faut continuer l'eau plusieurs mois après la disparition des éruptions. Le lichen ruber se trouve bien des eaux arsenicales qui sont aussi un des moyens les moins infidèles dans le psoriasis. Les syphilides rebelles et les dermatoses des cachexies diabétique et brightique s'améliorent notablement.

Comme toutes les eaux minérales actives, l'eau de la Bourboule est contre indiquée toutes les fois que l'hémoptysie est à craindre, dans certaines maladies du cœur et des gros vaisseaux et enfin lorsqu'il existe une prédisposition apoplectique.

Pour aller de La Bourboule au Mont-Dore il suffit de suivre la vallée de la Dordogne ; des diligences font plusieurs fois par jour en moins d'une heure le service entre ces deux stations. Le Mont-Dore est beaucoup moins coquet que La Bourboule, mais a plutôt qu'elle l'aspect d'une petite ville. Son altitude est de 1,046 mètres, ce qui explique que le climat y soit rude et même peu favorable aux malades ; mais en compensation, l'atmosphère des montagnes n'est-elle pas un appoint thérapeutique dans le traitement de certaines affections chroniques des voies respiratoires ?

Les eaux du Mont-Dore, alcalines et arsenicales, sont si faiblement minéralisées qu'on a longtemps attribué leur action à leur thermalité (45°). Elles s'exportent mais ou peut ici moins que partout ailleurs suppléer à une cure par l'emploi à domicile de l'eau du Mont-Dore.

M. le Docteur Tardieu auquel nous étions allé rendre visite dès notre arrivée, nous donna rendez-vous pour le lendemain à six heures du matin ; c'est en effet à cette heure que la vie thermale bat son plein. A l'heure prescrite nous trouvâmes M. Tardieu prêt à nous faire les honneurs de l'établissement ; il nous en montra successivement toutes les ressources avec une urbanité dont nous conserverons longtemps un excellent souvenir

A cette heure peu avancée l'aspect de la place du Mont-Dore est des plus curieux. Les nombreuses chaises à porteurs qui se croisent en tous sens y font régner une animation extraordinaire. Les baigneurs affluent de tous les hôtels ; leur manière de se vêtir est bizarre. Hommes et femmes portent un ample vêtement de flanelle blanche ou de couleur voyante, composé d'un veston assez long et d'un pantalon qui va des hanches jusqu'au bout des pieds ; ajoutez à ce costume un capuchon de flanelle sur la tête et une paire de sabots ; vous aurez une idée du bizarre accoutrement de la grande majorité des baigneurs.

L'extérieur de l'établissement est moins qu'élégant ; l'intérieur en est triste et mal décoré. On y trouve, comme ailleurs, des salles de bains, de douches, etc., et dans l'annexe des salles de pédiluves (très employés au Mont-Dore), d'inhalation et de pulvérisation. Les salles d'inhalations sont trop petites pour le nombre de malades qui les fréquentent ; au moment où nous entrâmes dans les salles des hommes il n'y avait pas moins d'une cinquantaine de baigneurs qui s'y promenaient, au milieu d'un nuage épais de vapeur ; la durée des séances varie entre 15 et 50 minutes.

M. le Docteur Tardieu attira surtout notre attention sur trois points : les bains du Pavillon, les douches nasales et les inhalations de gaz natifs. Pour les bains du Pavillon on utilise la source au point où elle jaillit ; on plonge le malade 3 ou 4 minutes dans une cuve de pierre où l'eau se renouvelle à la température constante de 44° centigrades ; ce sont des bains d'eau native. Ils sont très employés mais comme ils sont fort excitants il faut user de prudence dans leur emploi. Les douches nasales (irrigations de la cavité naso-pharyngienne) sont très en honneur au Mont-Dore dans les cas de catarrhe nasal chronique avec ou sans ozène. Quand un malade ne peut y venir faire une cure, M. le Docteur Tardieu prescrit l'emploi d'eau chaude contenant une cuillerée de sel gris par litre (le sel gris renferme de l'iode et du brome).

Les inhalations de gaz natifs sont une découverte récente, dont le point de départ est dans un travail très remarqué de M. Tardieu travail présenté en avril 1888 à l'Académie. L'auteur prouve l'existence du fluor dans les eaux du Mont-Dore et en conclut que ce corps est pour une bonne part dans leur valeur curative. Recueillis au griffon même les gaz qui s'échappent de la source viennent s'accumuler sous pression dans un récipient muni d'un robinet ; c'est là que M. Tardieu envoie ses malades faire chaque jour quelques inhalations. Nous avons pu nous convaincre nous même que l'odeur piquante qui s'en échappe est sans aucun doute celle de l'acide fluorhydrique. Malheureusement, l'action de ce gaz dans la phtisie nous trouve fort sceptique depuis que nous avons assisté aux nombreux essais infructueux faits dans son service par M. le Docteur Desplats dont nous étions à ce moment l'interne.

Outre la source du Pavillon employée aux bains de ce nom, il y a 7 autres sources au Mont-Dore. C'est l'eau de la source de la Madeleine, actuellement dite de Bertrand, qui est prise en boisson. La dose ordinaire est de 2 à 5 verres par jour ; comme la cure dure de 2 à 3 semaines on augmente progressivement la dose jusqu'au dixième jour pour diminuer ensuite jusqu'à la fin du traitement.

L'asthme et la phtisie telles sont les deux affections contre lesquelles on lutte tout particulièrement au Mont-Dore. Toutes les formes de l'asthme sont améliorées soit par les douches nasales soit surtout par l'aspiration. Quant aux phtisiques ils ne doivent pas tous y être envoyés. Il faut y adresser ceux de constitution arthritique et rhumatogène qui sont à la 1re ou à la 2e période. Les tuberculeux lymphatiques et scrofuleux se trouvent mieux des eaux sulfureuses. Les tuberculeux éréthiques, prédisposés aux hémoptysies, se trouvent généralement assez mal de l'excitation produite par les eaux du Mont-Dore.

En partant en diligence à 9 heures du matin du Mont-Dore pour prendre le chemin de fer à Laqueuille on n'arrive pas à Lyon avant dix heures du soir. Comme centre scientifique Lyon devait nous retenir d'une façon toute particulière. Faute de temps nous dûmes faire une sélection parmi tout ce qui pouvait nous intéresser, et nous borner à la visite de l'Hôtel-Dieu, de l'Hôpital de la Croix Rousse et de la nouvelle Faculté de médecine.

L'interne de garde à l'Hôtel-Dieu, M. Vincent, se mit complaisamment à notre disposition pour nous le faire visiter. Cet hôpital n'est pas comparable à natre Hôpital de la Charité de Lille ; il est vieux et triste ; en revanche il renferme un nombre beaucoup plus grand de malades ; certaines salles même pour la chirurgie en renferment plus de 100 dont les lits placés sur quatre rangs sont séparés par des intervalles fort insuffisants. Des salles spéciales sont affectées aux maladies des yeux et des laboratoires superbes leur sont annexés. Toute une aile de bâtiment était en reconstruction ; on commençait aussi une nouvelle salle d'opération dont les murs devaient être recouverts de plaques de verre et qui était appelée à répondre à toutes les exigences de l'antisepsie.

C'est grâce à l'amabilité de M. Laurent, interne des hôpitaux, que nous pûmes voir en détail l'hôpital de la Croix Rousse. Son immense cour d'honneur et les colonnes qui ornent sa façade lui donnent l'aspect d'un vaste château. C'est un hôpital de quartier qui ne sert guère à l'enseignement ; ce qui nous y attirait surtout, c'était le désir de voir mise en pratique la méthode des bains froids ; l'installation ne répondait pas à l'idée que nous nous en faisions. Dans un coin d'une salle de 60 malades sont réunis les quelques typhiques en traitement ; on les transporte sur un fauteuil roulant dans une petite salle de bains où trouvent à peine place deux ou trois baignoires. C'est à l'hôpital de la Croix Rousse que sont envoyés tous les varioleux de la ville ; leurs salles sont sous les combles dans deux vastes greniers. On est heureusement en train de construire une annexe spéciale séparée des autres bâtiments par un jardin, elle permettra de remplacer l'installation actuelle qui est vraiment trop provisoire.

La nouvelle Faculté de médecine a coûté une dizaine de millions ; elle est aménagée d'une façon superbe ; les amphithéâtres, salles de cours, laboratoires, tout est fort bien compris. Le jardin botanique nous a semblé insuffisant.

On peut se rendre de Lyon à Aix-les-Bains de trois manières différentes : soit faire le trajet direct en chemin de fer ; soit se servir du bateau qui fait le service sur le Rhône entre ces deux villes : soit prendre le train pour Voiron, de Voiron aller en diligence à la Grande-Chartreuse et de là, par le même mode de locomotion, gagner Grenoble, Chambéry ou Aix-les-Bains. Inutile de dire que cette dernière manière est la plus agréable : la Grande-Chartreuse est un des plus beaux endroits de la France et rivalise en pittoresque avec les sites les plus remarquables de la Suisse.

La ville d'Aix-les-Bains, située dans une plaine entourée de montagnes, jouit d'un climat très doux ; il y vient annuellement plus de 12,000 baigneurs. L'établissement thermal, dont une grande partie est moderne et bien organisée, reste ouvert toute l'année ; il est alimenté par deux sources très abondantes à 47° et à 44° ; l'une dite de soufre, l'autre dite d'alun quoiqu'elle n'en contienne pas. Cette dernière est fade ; elles sont toutes deux très sulfureuses. On boit peu ces eaux et ce sont les pratiques externes qui forment la partie essentielle du traitement. Nous visitons successivement les piscines de natation dont une est exclusivement consacrée aux maladies de peau (on n'emploie pas, sauf quelquefois pour les bains particuliers, l'eau minérale pure à cause de son action excitante), les cabinets de bains, les salles de douches générales et locales qui sont fort en honneur, les salles de massage, les étuves dont la plus chaude est dite l'Enfer. Les bains de vapeurs pour bras, cuisse, jambes, nécessitent des appareils métalliques de formes diverses assez semblables aux différentes parties des anciennes armures ; quand la vapeur doit agir sur tout le corps sauf la tête, on se sert de caisses semblables à celles qui servent à Vichy pour les bains d'acide carbonique.

Les eaux d'Aix conviennent principalement aux constitutions lymphatiques et scrofuleuses. Toutes les formes du rhumatisme y sont traitées avec succès. On obtient aussi d'excellents résultats dans beaucoup de maladies cutanées, dans les caries, les trajets fistuleux, certaines paralysies, certaines métrites. Le docteur Blanc, médecin-inspecteur, conclut même d'un récent travail à la nécessité d'un traitement thermal chez les malades affectés d'une endocardite récente à la suite d'une poussée aiguë de rhumatisme.

En quittant Aix, nous n'avions accompli que la moitié de notre voyage, mais au point de vue scientifique il pouvait presque être considéré comme terminé. A Milan nous visitâmes l'hôpital Majeur.

A Zurich , faute de connaître l'allemand, nous ne pûmes pénétrer ni à l'hôpital Cantonal , ni à la Faculté. Plombières et Gérardmer furent nos deux dernières étapes.

L'hôpital Majeur de Milan (Ospedale Maggiore) est une belle construction datant du XVᵉ siècle et l'un des plus grands qui existent. La façade est superbe et une foule de médaillons en terre cuite la décorent. Il compte 2,600 lits. Les malades sont soignés par 112 médecins dont 5 logés à l'hôpital. Les affections chroniques sont séparées des maladies aiguës. Le service intérieur est fait par des infirmiers de différentes classes qui suivent des cours spéciaux. Il est regrettable que l'absence de faculté de médecine à Milan rende inutiles , au point de vue de l'enseignement , les ressources de toutes sortes qu'offre l'hôpital, maladies des enfants, des yeux, etc. Les varioleux de toute la ville sont isolés dans un hôpital spécial.

Plombières est une des premières stations d'eaux minérales des Vosges. Il existe à Plombières 27 sources dont la température varie entre 20° et 74°. La Compagnie financière dirige 7 établissements thermaux , tous à peu près semblables , sauf pour le luxe ou l'importance. Comme bains de 1ʳᵉ classe : les nouveaux thermes, l'établissement dit bain romain et le bain Stanislas ; 2ᵉ classe , bain national et bain des dames ; 3ᵉ classe , bain tempéré et bain des Capucins. Tous les établissements hydrothérapiques se ressemblent , aussi nous n'insisterons pas sur les bains , douches , etc. Nous décrirons seulement les étuves romaines qui sont une des curiosités de Plombières. Ces étuves ont été construites par les Romains, à l'endroit où les sources ont la température la plus élevée ; retrouvées en 1859 , elles sont actuellement fort utilisées. Avant d'y pénétrer, on traverse successivement une salle d'attente chauffée à 20°, une autre à 34°, on est ainsi prêt à supporter la haute température des étuves (44°). Quand le malade s'y est promené le temps prescrit, il se couche sur un lit de repos où il subit un massage pratiqué méthodiquement et scientifiquement.

La plupart des sources de Plombières sont sulfatées sodiques , mais elles sont peu minéralisées et leur thermalité en fait presque seule la valeur. Celles qui sont dites savonneuses contiennent du silicate d'alumine qui les rend onctueuses ; la source froide Bourdeille est ferrugineuse. Quelques sources sont utilisées en boisson : la source des Dames, la source du Crucifix (eaux arséniatées sodiques), les sources savonneuses (laxatives) et la source ferrugineuse.

Les différentes variétés de rhumatisme et la goutte sont des affections fréquemment traitées à Plombières. On emploie aussi ces eaux avec succès dans la gastralgie, la dyspepsie flatulente, la dilatation de l'estomac, les diarrhées chroniques (dans la constipation on emploie l'eau savonneuse en boisson ou en douches ascendantes, c'est-à-dire rectales), dans beaucoup d'affections nerveuses, chorée, névralgies (sciatiques), enfin et surtout dans nombre des métrites (réputation dans la stérilité).

Gérardmer, centre des plus belles excursions des Vosges, est surtout un lieu de villégiature ; c'est en même temps une station d'affaiblis et de convalescents. Un établissement hydrothérapique avec bains et douches de toute espèce y a été installé. Depuis quelque temps on y emploie les bains de bourgeons de sapin dans la bronchite chronique, la phtisie commençante. On peut aussi faire à Gérardmer des cures de petit lait. On en prend le matin à jeun, un verre de 120 à 130 grammes environ ; tous les jours la dose est augmentée et elle peut être portée à 5 verres chaque matin ; une promenade d'un quart-d'heure doit suivre l'ingestion de chaque verre pour en faciliter la digestion ; on peut concourir au même but par l'addition d'eau minérale. A la fin de la cure (6 à 8 semaines), la dose est diminuée graduellement, de manière à la terminer par la quantité prise le premier jour. La cure de petit lait est beaucoup plus employée à l'étranger qu'en France ; elle donne d'excellents résultats dans la constipation habituelle, l'obésité, les congestions du foie et de la rate à la suite des fièvres intermittentes.

LILLE. IMPRIMERIE. L. DANEL.